LES PREUVES

DU

DON DE GUÉRIR

ADRESSÉES

AUX MALADES

PAR

M. Daniel STRONG

DOCTEUR AMÉRICAIN

ON PEUT SE PROCURER CETTE BROCHURE CHEZ M. STRONG

13, RUE DE LAURENCIN, AU 1er

(angle du quai de la Charité)

LYON

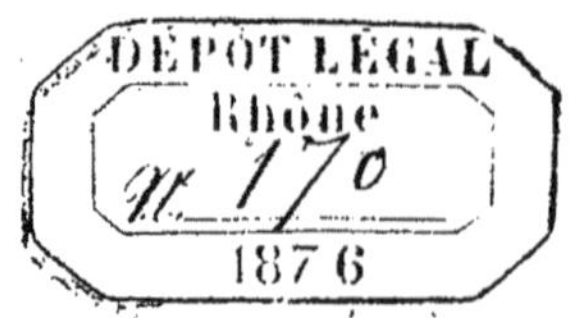

LES PREUVES

DU

DON DE GUÉRIR

Adressées aux Malades

Ces quelques lignes, appuyées par des guérisons authentiques, exposent succinctement et tel que nous le comprenons la réalité du *don de guérir*. Nous les adressons principalement aux malades ; mais nous pouvons espérer qu'elles seront accueillies par tous avec impartialité, attendu qu'on ne peut refuser d'accorder quelque peu d'attention lorsqu'il s'agit d'un sujet aussi important que celui qui a rapport à l'observation des moyens efficaces que la Providence a mis à la disposition de l'homme comme une arme de plus dans la lutte engagée contre la maladie, la plus cruelle manifestation du principe du mal sur la terre, lutte dans laquelle il pourrait sembler qu'il ne soit pas donné à l'homme de vaincre.

En effet, ne pourrait-on pas désespérer de triompher de la maladie en considérant que les efforts les plus éclairés et les mieux dirigés de l'esprit humain se concentrent depuis des siècles pour essayer d'obtenir du monde matériel la solution du problème de la guérison, sans y être parvenus à l'heure actuelle et sans même avoir acquis la perspective d'y parvenir dans un avenir des plus éloignés; et ne sommes-nous pas autorisés d'en conclure qu'il est évident que, si cette question capitale doit être résolue, la solution n'en réside pas dans cette étude d'un ordre exclusivement matériel qui a été suivi jusqu'à ce jour par la science? Et ce qui peut nous prouver encore que cette voie est relativement fausse ou au moins très incomplète, n'est-ce pas ce contraste frappant qui existe entre les progrès de la médecine qui restent stationnaires, comparativement à ceux des autres départements des sciences et des arts, où les résultats obtenus sont incontestés et féconds, et où le but proposé est non-seulement atteint, mais souvent même dépassé?

En constatant ces faits, nous ne voulons pas contester les services réels rendus par la médecine, ni dire qu'elle ne soit parvenue à constituer une véritable science. Au contraire, on doit reconnaître que ses branches de la chirurgie, de l'anatomie et de la physiologie en sont des monuments dignes d'une haute admiration; mais il n'en est pas moins évident qu'elles resteront toujours d'une importance secondaire tant que la médecine ne possédera d'autres moyens de guérison que ceux employés actuellement, et dont les malades sont les premiers à en apprécier les imperfections.

Pourtant, la nature nous indique d'une manière claire et précise que le rôle que doit jouer *l'art* dans le traitement des maladies peut être simplifié, et il est évident que là où il *n'existerait pas* de lésion organique irréparable ainsi que dans la presque totalité des maladies à leurs premières périodes, l'action *médicatrice de la nature*, aidée de médicaments physiologiques appropriés, suffirait pour amener la guérison, si on venait, en même temps, *renforcer* par une *vitalité* nouvelle cette action médicatrice qui repose elle-même sur la puissance *vitale* de l'organisme et dont le défaut d'action est la seule raison, sauf de rares exceptions, que les causes de la maladie ne disparaissent et que ses principes morbifiques ne soient toujours éliminés du système (1).

---

(1) Nous sommes entièrement convaincu, par l'expérience, que l'emploi de médicaments n'est pas d'une nécessité absolue dans la majorité de traitements où l'on fait intervenir le magnétisme. Cependant le traitement des maladies par l'emploi de substances dites médicamenteuses contient une grande et utile vérité. Associées au magnétisme, leur administration ne peut toujours qu'accélérer la guérison et la rendre parfois plus durable, en ce que l'organisme atteint peut, à l'aide des éléments plus matériels des médicaments, mieux reconstituer ses tissus ; mais par médica-

Introduire une vitalité nouvelle au sein du système malade, par la transfusion d'un fluide vital, est donc le plus puissant auxiliaire pour obtenir la guérison; et ce moyen existant, simple dans ses applications et associé à la science, le problème de la guérison ne pourrait-il être résolu?

Eh bien! on n'ignore pas qu'à l'aide d'une faculté déjà accréditée depuis un siècle auprès de la société moderne, par le *magnétisme* animal, on peut transmettre à un système malade un fluide vital nouveau, et c'est la plus haute expression de cet ordre de facultés qui constitue, selon nous, le *don* de guérir ou magnétisme *spirituel*. D'ailleurs, la réalité du magnétisme est de la plus grande évidence (1), et c'est sans doute

---

ments physiologiques appropriés à la maladie, nous n'entendons que l'emploi, sauf de très-rares exceptions, de substances et de préparations médicamenteuses tirées de plantes SALUBRES, et dont personne en France n'ait mieux, à notre avis, compris la nature et le rôle que l'auteur du livre « *La Santé* » M. Hureaux, 10, rue des Martyrs, à Paris.

(1) La réalité de la transmission d'un fluide nerveux ou vital, comme agent principal dans les guérisons magnétiques, n'est contestée que par ceux qui n'ont point observé les phénomènes du magnétisme ou qui n'en ont acquis qu'une connaissance très-superficielle. D'ailleurs, que la science exclusivement positive reconnaisse ou non la réalité de cet agent, ses effets curatifs n'en demeurent pas moins évidents, ce qui pour nous et pour les malades surtout est le plus essentiel. Toute guérison effectuée par le

son apparente simplicité qui le fait dédaigner par la science comme ne méritant pas un examen sérieux et attentif.

Mais que cet esprit, si empreint de préjugés scientifiques, ne se hâte pas trop de repousser un moyen de guérison en apparence si modeste. N'est-il pas impuissant à guérir seul les maux de l'humanité? Et pour s'approprier ce moyen qu'il dédaigne, dans le magnétisme spirituel surtout, il pourrait lui falloir vaincre des obstacles autrement difficiles que ceux qui font partie du domaine ordinaire dans lequel il se concentre, car il lui faudrait développer en lui des facultés psychologiques dont ses investigations toutes matérielles ont malheureusement trop souvent déraciné le germe, malheureusement, dis-je, car si l'observation du monde et de l'univers n'élève pas l'âme vers l'Auteur de toutes ces merveilles, l'étude de la science, grâce à l'autorité qu'elle confère, deviendrait pour la société la plus funeste des aptitudes humaines, au lieu d'en être une des

---

magnétisme s'opère physiologiquement en ce que le fluide vital transmis à cet effet agit comme puissant stimulant des fonctions physiologiques même les plus profondes de l'organisme, ainsi que le prouve la rapidité de la marche de la plupart des guérisons sous l'influence magnétique. A ce sujet, on peut consulter aussi l'exposé des expériences sur le magnétisme, faites à Paris, à l'Hôtel-Dieu, pendant les mois d'octobre, novembre et décembre 1820, par M. le baron Dupotet, rue Caumartin, à Paris.

plus élevées, une de celles enfin qui doivent nous amener le plus sûrement à reconnaître Dieu dans ses œuvres.

Mais serait-ce que par l'intermédiaire du magnétisme spirituel il sera enfin donné le moyen d'amoindrir les conséquences fâcheuses d'un matérialisme qui finit par envelopper la société de toutes parts et pousse l'âme au désespoir? Pour ma part, je le crois ainsi, et cette croyance, basée sur des faits, est ma consolation au milieu du positivisme actuel et mon meilleur espoir pour l'avenir du genre humain.

Je sais bien que des esprits cultivés, initiés aux déductions métaphysiques, peuvent acquérir suffisamment la preuve des doctrines spiritualistes; mais le peuple, dont l'instruction est nécessairement restreinte, tant il se trouve absorbé par les occupations de la vie matérielle, et dont l'esprit s'aigrit souvent par la lutte fatigante contre les inconvénients de sa situation, a besoin de faits palpables s'adressant à ses sens, pour fortifier sa croyance en Dieu et en une vie meilleure. D'ailleurs, sans ces vérités fondamentales, la conscience humaine et la justice sociale ne sont que de vains mots. Aussi serait-il d'autant plus opportun que le peuple soit pénétré de la croyance en Dieu et à l'immortalité à l'heure où il doit exercer la souveraineté dans toute son étendue : basé sur de telles croyances, l'exercice de cette souveraineté ne pourra *jamais* plus lui être contesté, et c'est alors que cette grande vérité, que la voix d'un peuple *éclairé* est la voix de Dieu, atteindra son plus sublime développement sur la terre.

Plus que tout autre ordre de faits, les guérisons effectuées par le magnétisme spirituel peuvent ouvrir aussi à la science médicale une voie spiritualiste opposée à cette voix *exclusivement* matérialiste où elle a décrit tant de cercles fatals, car, quoique inhérentes à la transmission d'un fluide vital, ces guérisons ne reposent cependant pas sur un principe purement physique de la vie animale. Non-seulement des faits innombrables l'attestent, mais s'il en était autrement, cette faculté de guérir serait plutôt possédée par celui chez qui l'exubérence de la vie animale serait la plus manifeste, tandis que l'observation des faits prouve que c'est le contraire qui a lieu, et que le magnétisme spirituel ne peut être possédé à un haut degré que par celui dont l'organisation spirituelle est évidente et dont l'âme est pénétrée du sentiment de la vénération. Or, ce sentiment de la vénération étant l'attribut qui rapproche le plus l'âme de la Divinité, ne serait-ce pas une étrange contradiction de vouloir expliquer autrement que par des théories *spiritualistes* des effets où ce sentiment joue un rôle si manifeste?

D'ailleurs, puisque tout doit nous convaincre de la puissance et de la sagesse infinies de Dieu, comment pourrait-on se résoudre à accepter que l'Auteur de notre être ait renfermé dans des limites aussi restreintes que l'application des sciences purement physiques la somme de moyens propres à soulager les maux innombrables auxquels l'existence présente est sujette ? Ne voyons-nous pas que notre frêle corps terrestre, pendant sa courte existence, se meut au milieu d'un monde grandiose et d'un univers matériel ? Ne doit-on pas croire alors que Dieu, qui a mis une harmonie, un enchaînement si admirable dans toutes ses œuvres, a dû créer aussi pour l'âme, pendant sa longue immortalité, un monde et un univers spirituels ? Oui, je suis convaincu que c'est dans ce monde, cet univers spirituel qui existe, qui nous entoure et dont l'âme fait déjà partie, que rayonnent les attributs *divins* de l'être humain, pour y puiser, comme à une source intarissable, au profit de ceux qui souffrent, les éléments d'une vie nouvelle (1).

---

(1) L'autorité sur le magnétisme, la plus positive et la plus accréditée en France, M. le baron Dupotet, de Paris, dit en parlant des phénomènes magnétiques d'un ordre spirituel : « Les « éléments inconnus, ces vivifiants agents de l'espace, me sentent « et me prêtent leur secours. » (*Ther. Mag.* p. 490.) Et ailleurs : « Il y a en dehors de nous des êtres inconnus, dont l'espace est

Quoique nous basions ces déductions sur les vérités éternelles de l'existence de Dieu et de l'immortalité de l'âme, nous n'entreprendrons pas ici leur démonstration. D'autres, avant nous, se sont élevés à la hauteur de telles questions; pour en prouver l'évidence, l'univers les proclame, et l'histoire même nous présente des faits saisissants et palpables qui s'y rattachent dans la vie du Christ et de Jeanne d'Arc. Mais c'est particulièrement de ceux dont l'âme est pénétrée

---

« rempli, qui vivent et agissent.... Nous ne sommes séparés des « invisibles que par l'épaisseur de notre peau, et la mort doit « nous les faire connaître entièrement. » (*Id.* p. 514.) Puis il y a 18 siècles, saint Paul écrivit aux Ephésiens : « Car nous n'avons « pas à combattre contre la chair et le sang seulement, mais con- « tre les méchants esprits *répandus dans l'air*. (*Quoniam non est « nobis colluctatio adversus carnem et sanguinem, sed... contra « spiritualia nequitiæ in cœlestibus. Ep. ad Ephes IV, 12*); et il dit qu'afin de nous éviter de succomber aux maux attachés à notre existence, « tous les esprits *célestes* sont les ministres de « Dieu, *qui les envoie pour nous aider à recueillir l'héritage du « salut.* » (*Nonne omnes sunt administratorii spiritus, in ministerium missi propter eos qui hæreditatem capient salutis ? Ep. ad. Hebr...*, I, 14.)

Saint Mathieu ne dit-il pas aussi que le Christ enseignait que même les petits enfants avaient des *anges* préposés à leur garde ? (*Videte ne contemnatis unum ex his pusillis : dico enim vobis, quia angeli eorum in cœlis semper vident*, etc. Mathieu, XVIII, 10.)

Cette croyance aux êtres supérieurs à l'humanité, aux génies, ou anges bons ou mauvais, en parfaite harmonie avec la vérité de l'immortalité de l'âme et le développement progressif de ses facultés morales et intellectuelles, au-delà de l'existence terresde ces grandes vérités, que nous espérons être compris. Quant à ceux qui, croyant en Dieu et à l'immortalité de l'âme, n'en persistent pas moins à reléguer dans le domaine de l'imagination la faculté *guérissante* du magnétisme spirituel, nous leur répondrons que ce don de guérir, s'appuyant sur les opérations de lois subtiles et spirituelles, dont l'essence éthérée échappe aux conceptions de l'existence matérielle, pourrait bien être considérée comme étant de ce même ordre de facul-

---

tre, fut entièrement partagée autrefois tant par le monde chrétien que par toute l'antiquité, ainsi que le prouvent des écrits nombreux qu'il serait trop long d'énumérer ici. Les Phéniciens et les Egyptiens avaient transmis ces vérités aux Grecs ; et c'est parmi ces derniers grands génies de la civilisation, qu'on trouve un des faits psychologiques les plus irrécusables et les plus saisissants qu'enregistre l'histoire ancienne. Je veux parler de cette *voix* céleste qui se faisait entendre au plus sage des hommes de l'antiquité, à Socrate, philosophe et martyr, et qui ne le portait à aucune action, mais le détournait d'en commettre d'injustes ou de dangereuses. Et ce qui prouve que cette voix ne peut pas être classée parmi les illusions, et qu'elle avait une origine spirituelle et intelligente, c'est que plusieurs fois elle mit Socrate à même de donner à ses amis et à ses disciples des conseils qu'ils se trouvaient bien de suivre et toujours mal de n'avoir pas écoutés, *conseils sur des faits futurs que nulle sagesse ne pourrait prévoir*, ainsi que l'affirment des hommes tels que Platon, Xénophon et Plutarque, dont on reçoit, sans discussion, les témoignages ayant rapport à tout autre sujet de l'histoire. D'ailleurs, selon Thalès et Pythagore, le monde est rempli de substances spirituelles. (Οὐσιας ψυκιγας. *Plutarch. Philosoph., lib. I, cap. VII; Diog. Laert. in Thalet.* — Ειvοί τε παντα τον αερα ψυχῶν εμπλεον. *Laert. in Pythag.*)

C'est également la doctrine des peuples orientaux, comme on

tés psychologiques qui avait jadis permis à Jeanne d'Arc d'entendre des voix célestes et dont, cependant, des événements historiques en constatent assez la réalité pour ne pas être prise pour de *l'hallucination* par des hommes d'un esprit judicieux et impartial (1).

---

peut voir par le passage suivant tiré d'un écrit, par *Tseu-ssé*, petit-fils de Confucius : « Confucius a dit : Que les vertus des esprits « sont sublimes ! On les regarde et on ne les voit pas ; on les « écoute et on ne les entend pas ; unis à la substance des choses, « ils ne peuvent s'en séparer ; ils sont cause que tous les hommes, « dans tout l'univers, se purifient et se revêtent d'habits de fêtes « pour offrir des sacrifices ; *ils sont répandus dans les flots de « l'univers, au-dessus de nous, à notre gauche et à notre droite.* » (L'*Invariable Milieu*, ouvrage moral de Tseu-ssé, traduit par M. Abel Rémusat, cap. XVI, p. 57 ; Paris 1817.)

Mais on se tromperait étrangement en supposant que le passé seul fournit des adeptes aux croyances spiritualistes. Elles sont, au contraire, appelées à revivre dégagées de toute superstition : le siècle précédent en comptait un nombre *bien moindre* que le siècle présent, de sorte qu'actuellement, aussi bien en Amérique qu'en Europe, les spiritualistes éclairés se comptent par *milliers*, parmi lesquels se trouve un très-grand nombre d'hommes les plus éminents de notre époque. Peut-être ce jour n'est-il pas éloigné où ces grandes vérités spiritualistes viendront à notre aide pour répandre plus amplement leurs bienfaits sur la terre, et nous accorder les moyens efficaces, dont elles disposent, pour soulager d'une manière plus étendue les maux tant physiques que moraux de l'humanité.

(1) Nous renvoyons à l'ouvrage sur la vie de Jeanne d'Arc du célèbre historien, M. Henri Martin, ceux qui doutent de la réalité des voix célestes entendues par cette noble fille, ainsi qu'à l'ouvrage plus récent et plus compliqué que vient de publier M. Wallon, ministre de l'instruction publique.

Il est évident que nous ne prétendons pas innover l'exercice du don de guérir. Non-seulemment il date depuis les premiers âges du christianisme, mais il existe actuellement dans divers pays, et nous pouvons citer, entre plusieurs médecins qui l'exercent particulièrement, M. Newton, des Etats-Unis, aussi avantageusement connu en Angleterre qu'en Amérique, et qui affirme que ses nombreuses et remarquables guérisons, qu'on aurait considérées autrefois comme miraculeuses, vu les moyens qu'il emploie, s'expliquent naturellement et sont effectuées par un don spirituel de guérir, semblable à celui des premiers chrétiens. Grâce à de telles guérisons, ne devient-il pas évident que les dons spirituels des premiers chrétiens, qu'on a si souvent traités de fictions, étaient pourtant des réalités (1)? Et il serait illogique de supposer que leur réveil, après dix-huit siècles d'oubli, pourrait atténuer la divine nature de la mission

---

(1) De telles affirmations, soutenues par des faits en harmonie avec la connaissance des lois spirituelles, sont aussi nécessaires à la science qu'à la religion. Ainsi, la première serait-elle dispensée de rejeter comme faux des faits bien constatés, et, par conséquent, authentiques, ou d'en donner des explications aussi incroyables que les faits qu'elle conteste, et la religion pourrait-elle ainsi d'autant plus se servir de la seule arme légitime de persuasion qui lui reste, l'appel à *la raison,* qu'elle permettrait des démonstrations rationnelles des vérités qu'elle renferme.

du fondateur du christianisme, attendu que c'est par lui-même que ces dons spirituels furent légués comme un des caratères distinctifs de sa doctrine. Au contraire, de tels faits ne feraient que mieux la confirmer, si toutefois la divine mission du Christ n'était suffisamment prouvée par cette immense et incalculable influence pour le bien, aujourd'hui évidente à tous, que la venue du Christ a exercée sur les destinées de l'humanité, et qui continuera à s'y exercer jusqu'à ce que les nations de la terre entière deviennent aussi sincèrement chrétiennes que véritablement républicaines, car si par ses enseignements spiritualistes le Christ est le premier des chrétiens, il est en même temps le premier des républicains par les principes de fraternité de sa sublime doctrine.

Nous croyons qu'il est nécessaire d'établir la différence relative que nous trouvons entre le don spirituel de guérir et le magnétisme animal. Le don de guérir est inhérent à l'organisation tant physique que psychologique de celui qui le possède; c'est une faculté qui ne peut s'acquérir par l'enseignement et dont l'influence fluidique spirituelle, dans les cas de maladies, ne peut toujours qu'être guérissante (1). Le magnétisme animal

(1) Une des preuves évidentes qu'il y a une différence entre 'action du magnétisme spirituel et celle du magnétisme animal,

peut être enseigné, et les effets de son action, d'un ordre fluidique matériel, peuvent même devenir nuisibles. On n'ignore pas aussi qu'entre des mains impures l'emploi de cet agent a constitué souvent un véritable abus, abus d'autant plus grand que l'action magnétique est matériellement insaisissable et que c'est ainsi que plus d'une famille a eu à en déplorer les funestes effets sans savoir s'en garantir. On ne saurait donc apporter trop de circonspection dans l'enseignement *public* d'un tel agent. Ne l'enseigner que dans des limites restreintes, serait, selon nous, plus préférable; préparer même de longue date l'âme et l'esprit à recevoir et pratiquer dignement une science qui ne peut devenir utile qu'à cette condition, puisqu'il est bien constaté que le magnétisme, lorsqu'il ne constitue pas le don spirituel de guérir, pourrait être employé comme une arme à double tranchant, d'autant plus qu'on ne rencontre pas toujours, pour s'en servir avec honneur, des hommes tels que les Puységur, les Deleuze, les Billot et les Aubin Gauthier, qui

---

c'est que la fixité du regard, la face qui se colore ou pâlit, le sommeil magnétique, l'agitation des membres, les crises, etc., que les magnétiseurs considèrent comme presque inséparables du traitement magnétique, ne s'observent que comme de très-rares exceptions dans le magnétisme spirituel, au point qu'ou peut affirmer que même les crises ne se présentent que lorsque elles sont un des symptômes fréquents de la maladie.

ont rendu d'imminents services à la société et qui, tel que M. le baron Dupotet, en rendent encore actuellement par leur courageux dévouement à la cause du progrès dans leur digne emploi du magnétisme.

Nous ajoutons qu'entre le don spirituel de guérir et le magnétisme animal la différence est relative, en ce sens qu'il y a analogie entre la nature fluidique de l'un et de l'autre; mais au point de vue du principe, il existe une différence fondamentale dont, cependant, nous ne voulons pas, dans ce cadre restreint, donner une démonstration plus étendue, que nous réservons pour un livre spécial. Mais comment s'expliquer qu'une vérité aussi simple dans ses applications matérielles, aussi incontestable dans ses effets et surtout aussi utile dans son but que le magnétisme, ait fait si peu de conquêtes durables depuis son introduction par Mesmer à la science moderne, si on ne reconnaît pour causes les principes qui ont présidé à son origine? Rapporter cette cause exclusivement à l'opposition que rencontre en ce bas monde toute grande vérité à son début, n'est donner au fait que nous constatons qu'une explication très-insuffisante et à laquelle on peut opposer les conquêtes rapides de l'homœopathie. Peut-être aussi a-t-on trop oublié de tirer des conséquences rigoureuses de cette vérité que tous ceux qui ont écrit avec quelque autorité (1) sur le magnétisme ne font pas de difficulté de reconnaître : que par l'application du magnétisme nous franchissons le seuil qui sépare le monde matériel du monde invisible et spirituel, et que tout en restant le centre de manifestations des lois *spirituelles*, non-seulement leur nature échappe à nos sens physiques, mais aussi la direction même de ces lois ne nous est confiée que d'une manière très-imparfaite. De là l'incertitude des expériences dites scientifiques du magnétisme, qui ne pourront jamais totalement satisfaire l'esprit scientifiquement *positif* de nos jours. Réduire le magnétisme à une science proprement dite, y appliquer les mêmes principes d'observation et de propagande qu'aux sciences des écoles actuelles, tel a été le but ou plutôt l'idée dominante de Mesmer et de la plupart de ses disciples, et tel est aussi l'écueil contre lequel doivent échouer leurs efforts, car, comme science proprement dite, le magnétisme ne peut triom-

---

(1) Voir surtout les principaux ouvrages suivants sur le magnétisme : *Recherches, expériences et observations physiques sur l'état de somnambulisme provoqué par l'acte magnétique*, par M. le marquis de Puységur, Paris, 1811. *Instruction pratique sur le magnétisme*, par J. P. G. Deleuze, Paris, 1825. *Correspondance sur le magnétisme vital*, par P. G. Billot, docteur en médecine, Paris, 1839. *Du Magnétisme et du Somnambulisme*, par M. Aubin Gauthier, Paris, 1845, et *Thérapeutique magnétique, Spiritualisme*, etc., par M. le baron Dupotet, Paris, 1863.

pher, mais bien comme science *spirituelle*, et son rôle n'en sera pas moindre, car ainsi le magnétisme restera ce qu'il est véritablement : une science moins de l'esprit que de l'âme. Aussi est-il que la vérité de l'immortalité de l'âme devient un *fait palpable*, par le magnétisme, dont le génie est également plus humanitaire que scientifique.

En d'autres termes, le magnétisme doit prouver la réalité des vérités qu'il renferme plus par les soulagements incontestables qu'il peut apporter aux maux tant physiques que moraux de l'humanité que par des expériences purement scientifiques. D'ailleurs, les sciences positives de l'esprit ont déjà fourni un admirable contingent au monde, au point même que les connaissances humaines se trouvent, dans cette voie, relativement complètes ; mais ce qui reste pour l'homme de plus important et de plus nécessaire actuellement est d'amoindrir, de vaincre même la *maladie* et la *misère*, ces deux grands fléaux de l'humanité qui ont résisté, jusqu'à présent, aux efforts seuls de l'esprit, mais qui doivent céder inévitablement devant ceux du cœur et de l'âme. C'est donc ici que le magnétisme peut jouer son grand et véritable rôle de science humanitaire et spirituelle, car, par son influence guérissante, il hâtera, d'une manière notable, la conquête sur la maladie et en même temps sur la misère, par la charité fraternelle, qui naît invariablement des croyances spiritualistes (1).

Voici, par exemple, où l'on peut conclure qu'il n'est pas d'enseignement plus pernicieux dans ses conséquences que le *spiritisme,* qui affirme que les épreuves de la vie ne sont qu'autant d'expiations de fautes *commises* dans une vie *antérieure.* Ce qui reviendrait à dire que ceux qui se trouvent atteints en ce monde par la maladie, les malheurs ou la misère, ne sont qu'autant de

(1) Comme c'est une idée trop accréditée, par suite des assertions des savants matérialistes de nos jours, que des expériences peuvent *démontrer* la non-existence de l'âme, nous ne pouvons mieux faire que de citer, à l'adresse de ces assertions, la réfutation suivante, par M. Patrice Laroque, homme d'un rare mérite, ancien recteur de l'Académie de Lyon, réfutation que nous puisons dans un de ses ouvrages, *Rénovation religieuse*, chap. III, note 1 de la page 130 :

« On ne peut s'expliquer que par l'absence de toute étude psy-
« chologique la légèreté avec laquelle ces physiologistes matéria-
« listes tirent les conséquences les plus arbitraires d'expériences
« qui n'y conduisent nullement. Soit, par exemple, l'expérience sui-
« vante. On enlève à une poule les hémisphères cérébraux ; après
« cette opération, l'animal peut vivre encore quelque temps,
« mais il demeure dans un état de somnolence et d'inaction pres-
« que complet. On conçoit qu'on ne puisse pas faire directement
« cette expérience sur l'homme ; mais on est, à cause des simi-
« litudes d'organisation, jusqu'à point fondé à dire que les mêmes
« effets auraient lieu chez un être de notre espèce, soumis à la
« même opération ; il y a d'ailleurs, dans ces divers cas de con-
« gestions ou de compressions des lobes cérébraux, des lésions
« pathologiques qui paraissent produire des résultats analogues.
« Vous voyez bien, disent alors les matérialistes, que l'âme n'est

criminels subissant des châtiments *mérités. Pourquoi alors les plaindre, et ne pourrions-nous désormais fermer tranquillement notre cœur à tout sentiment de compassion sincère à leur égard?* Puis, si les malheurs et les injustices de la vie ne sont que ce que nous méritons et « ce que nous avons choisi *nous-mêmes* comme expiations, » ajoute le spiritisme, n'est-il pas évident que ceux qui nous les font subir en ce monde n'accomplissent, par conséquent, que des actes de justice, et de telles

---

« pas autre chose que la substance cérébrale, la pensée pas autre « chose que le jeu régulier de cet organe dans l'état sain. » On « ne voit pas cela du tout dans l'expérience. On y voit ce que la « doctrine spiritualiste ne fait aucune difficulté de reconnaître : « que, dans l'ordre présent des choses, l'homme n'est pas seu- « lement une âme, mais un composé d'une âme et d'un corps, « qui lui servent d'instrument soit pour éprouver des sensations à « la suite des impressions du dehors sur ces divers organes et « pour réagir mécaniquement sur les causes de ces impressions, « soit pour constituer cette mémoire des signes naturels ou arti- « ficiels, parlés ou écrits ou gesticulés, par lesquels il peut fixer « ses idées ; on y voit de plus le fait de ce double mystère, aussi « profond pour les physiologistes que pour les psychologues, que « les impressions du dehors doivent aboutir, par l'intermédiaire « du réseau nerveux sur les hémisphères cérébraux, pour que « l'âme éprouve des sensations, et que c'est également de là que « doivent partir les incitations motrices par lesquelles elle réagit « volontairement sur le monde extérieur ; on y voit encore que la « sensibilté de l'âme, par suite des impressions du dehors sur « ses organes corporels, et sa faculté de mouvoir ces mêmes or- « ganes pour réagir sur les causes de ses impressions, sont deux « fonctions capitales et tellement importantes dans l'ensemble des « phénomènes de l'existence actuelle, que, si elles viennent à être « supprimées, la vie n'est bientôt plus possible, et que l'âme elle

affirmations ne pourraient-elles servir de prétexte pour excuser les actes les plus injustes et les plus criminels? Dans ce siècle, où tout a contribué à rendre sceptique, toute tentative ayant pour objet de faire revivre une saine croyance à l'immortalité de l'âme est assurément louable; mais devrait-on propager, à l'abri de cette grande et consolante vérité, des enseignements tels que la réincarnation, ainsi que ses expiations terrestres, fussent-ils même plausibles, dont on ne

---

« même, privée violemment de ses conditions normales de commu-
« nication avec le monde extérieur, tombe dans un état de trou-
« ble et d'évanouissement, incompatible avec le libre exercice
« de ses autres facultés. Assurément les phénomènes de la sensi-
« bilité et les actes de volonté par lesquels nous mettons en
« mouvement certains organes corporels, ne constituent pas à
« eux seuls l'ordre tout entier des modifications et des actions de
« l'âme, mais ils en sont une partie essentielle et primitive. Que
« serait-ce qu'un homme privé de toute communication exté-
« rieure, et qui, ne se sentant plus, n'aurait ni la capacité de
« rien recevoir, ni la volonté de rien faire? Evidemment ce ne
« serait plus un homme, ce serait une plante, ou plutôt ce serait
« moins qu'une plante; et comme il ne pourrait plus jouer dans
« ce monde le rôle qui lui était assigné, il y serait déplacé et de-
« vrait, par conséquent, en disparaître bientôt, dût sa vie, pure-
« ment organique et végétative, se prolonger encore pendant
« quelque temps. Du reste, la suppression non-seulement de la
« sensibilité et de la faculté motrice, mais de la vie organique
« même, peut être causée aussi par des lésions bien moins graves
« en apparence que l'ablation de lobes constituant la majeure
« partie de la masse encéphalique, car il suffit de couper le
« bulbe rachidien, en un point de peu d'étendue (moins d'un
« centimètre de diamètre chez l'homme), qui est situé près de l'ori-
« gine des nerfs pneumogastriques, pour donner aux animaux à sang

peut déduire que des conséquences aussi contraires à tout ordre et à toute justice sociale? Cette prétendue doctrine, qui se distingue par un amalgame d'absurdités, suppose trouver un soutien dans les manifestations du don de guérir. Assurément, dans les guérisons de ce genre, une doctrine spiritualiste peut trouver un appui, mais est-ce bien une doctrine spiritualiste que le spiritisme, avec son cortége de réincarnations sur la terre qui, non content d'exclure tout sentiment de charité, voudrait encore substituer une immortalité de *métempsycoses terrestres* à cette vraie immortalité vers laquelle l'âme aspire? La doctrine spirite de la réincarnation, qu'on pourrait nommer la théorie de l'immortalité *matérialiste*, et qui, comme nous venons de le voir, aurait pour inévitable conséquence d'élever, sur les ruines de la justice humaine et de la charité du cœur, l'égoïsme et l'inconséquence à la hauteur d'un principe, avait sa place avant la venue du CHRIST, parmi la philosophie du paga-

---

« chaud une mort instantanée et comme foudroyante. Mais con-
« clure de là, ainsi que des faits observés dans l'expérience qui
« supprime les hémisphères cérébraux, que l'âme n'est pas autre
« chose que la pulpe cérébrale, la pensée pas autre chose que le
« jeu de cet organe, c'est rapprocher des antipodes par une affir-
« mation toute gratuite et dont on ne paraît pas comprendre la
« portée. »

(2) *Ciel et Enfer*, par M. Kardec, chap. des Expiations terrestres, p. 463-71.

nisme, dont elle n'est, du reste, que la réhabilitation moderne, mais aujourd'hui une telle confusion de principes ne sourait prévaloir.

Dans ce rapide exposé, on a pu voir aussi que nous ne considérons pas le don de guérir comme exclusif, et qu'on doive s'abstenir de recourir à la science dans son emploi. Non-seulement ce don spirituel a ses limites comme toute autre faculté humaine, mais il est nécessaire de l'assimiler à une science exacte, qui doit lui servir d'égide. D'un autre côté, puisque il est évident que l'homme est composé d'un corps et d'une âme, dont l'union intime est si mystérieuse que nul en ce monde ne puisse déterminer où leur action réciproque doit cesser, nous croyons qu'il serait bien d'associer à la science des principes religieux et spirituels pour le traitement des maladies dont les causes sont autant morales que physiques, afin d'obtenir la guérison en agissant autant sur l'âme que sur l'organisation matérielle. A cette condition seule, l'art de guérir pourrait devenir complet, en raison de la même loi qui fait que les philosophies et les religions ne pourront jamais satisfaire à la fois les aspirations du cœur et celles de la raison, sans avoir compris que si Dieu, vers lequel aspirent toutes nos facultés, est tout Amour, il est également toute science.

C'est donc un devoir impérieux de hâter, selon

la mesure de nos moyens, le jour où devra cesser cet obstacle funeste aux progrès définitifs de l'esprit humain, c'est-à-dire l'antagonisme qui règne entre la science et la religion, et de réunir nos efforts afin que l'union de l'une et de l'autre représente sur la terre cette sainte et harmonieuse alliance, qu'elle forme au sein de la Divinité.

Daniel STRONG,

Docteur américain.

Lyon, le 17 mars 1876.

Nous avons choisi parmi les guérisons les plus remarquables que nous avons obtenues, les attestations authentiques qui suivent et qui nous ont été données pour être livrées à la publicité. Elles ne font mention d'aucun genre de maladie inavouable, et nous en tenons l'original à la disposition de ceux qui désireraient toutefois les vérifier.

D'ailleurs, ces guérisons ont déjà eu un retentissement public à Marseille, ainsi que le prouve l'article du *Petit Marseillais*, n° 1395, que nous reproduisons ci-dessous après en avoir retranché quelques passages, voulant simplement constater un fait et non nous faire l'écho d'éloges à notre sujet.

« .... Il s'agit d'un médecin américain, nommé « Daniel Strong, âgé d'une trentaine d'années environ.

« Ce praticien s'est fait en peu de temps dans notre « ville une réputation colossale.....

« On parle d'aveugles à qui il a rendu la vue, de boîteux qui marchent, de paralytiques qui ont recouvré « l'usage de leurs membres.

« Le domicile de ce *vrai* guérisseur a été à Endoume. « Il habite maintenant une modeste maison qui est sise « au Roucas-Blanc, sur la batterie même.

« Cette humble demeure est tous les jours réellement « assaillie par les malades désireux de consulter Daniel

« Strong. Il en vient à pied et dans des véhicules de tou-
« tes sortes, et des divers points de la ville et de la ban-
« lieue.

« Hier, il n'y avait pas moins de trente voitures. Il
« s'était formé dans le jardin et au dehors une queue de
« 7 à 800 personnes. La maison était encombrée de gens
« impatients de pénétrer auprès du célèbre guérisseur.

« Malheureusement pour cette affluence, il n'y a qu'une
« partie qui arrive à avoir une consultation, et encore les
« élus ont-ils attendu du matin au soir......

« Les pauvres sont traités par M. Strong avec la plus
« grande humanité..... etc., etc. »

CERTIFICATS

I

Nous, soussignés, habitants de la commune de Gignac (Bouches-du-Rhône), certifions en faveur de la vérité que la demoiselle Rose Négrel, âgée de 22 ans, domiciliée en cette commune au quartier de Figarolle, avait complétement perdu, depuis cinq ans environ, l'usage de la parole, et, malgré les soins de plusieurs médecins, elle n'avait *jamais* plus articulé un seul mot.

Depuis un an environ que M. Daniel Strong, docteur américain, à Marseille, rue Cherchell, n° 3, donne un traitement à la dénommée Négrel, la santé de cette malade s'est complétement rétablie, et elle a depuis un mois recouvré *parfaitement* la parole.

Ce que nous avançons ne peut être révoqué en doute. Tous les habitants de la commune, qui connaissent presque tous la dénommée, peuvent sans crainte d'être démentis affirmer le fait, qui est aujourd'hui à la connaissance de toute la population.

En foi de quoi nous avons délivré le présent certificat pour témoigner publiquement notre entière satisfaction à M. le docteur Strong.

Fait à Gignac, le 20 mars 1875.

Suivent, avec la légalisation par le maire, M. Goniraud, les signatures de plus de cent personnes, parmi lesquelles se trouvent celles de M. Faure, médecin; M. Joseph Périer, recteur; Mlle Marie Bellier, institutrice, etc.

II

Je, soussigné, Etienne Garnier, cafetier, demeurant à Marseille, rue de Lodi, 75, déclare que ma fille, Sophie

Garnier, âgée de six ans, était sourde et muette depuis l'âge de deux ans à la suite de convulsions, et qu'elle a recouvré l'usage de la parole et de l'ouïe dès qu'elle eut assisté à cinq séances magnétiques de M. Daniel Strong.

En foi de quoi je signe la présente attestation.

Marseille, le 1er février 1873.

Signé : Etienne GARNIER.

III

Je, soussigné, Nesmez, Charles, âgé de 31 ans, demeurant à Marseille, quartier Saint-Lambert, rue Jouve, 26, certifie que j'étais atteint de cécité complète de l'œil droit depuis vingt-cinq (25) ans. Je déclare qu'à la première séance que j'ai eue par M. Daniel Strong, j'ai pu, à l'étonnement de quelques assistantes qui se trouvaient là, parfaitement distinguer l'heure à la montre et le peux toujours.

En foi de quoi je délivre le présent certificat en faveur de la vérité.

Fait à Marseille, le 7 mars 1873.

Signé : NESME, Charles.

Attesté et signé par plusieurs témoins : Marius SIRONY, rue Thomas, 36 ; COUPIN André, quai Rive-Neuve, 29.

IV

Je, soussigné, Jules Jenin (chemin d'Endoume, 235, à Marseille), certifie ce qui suit :

J'étais atteint d'une dyssenterie chronique et de la fièvre jaune, dont les symptômes s'étaient produits en Chine. Revenu en France, je me fis traiter par plusieurs médecins. J'épuisai sans résultat tout le pharmaceutique.

Il y avait dix mois que j'étais dans cette situation, ayant ouï parler de M. Daniel Strong et de cures admirables qu'il faisait, je me suis présenté chez lui.

Dès la première séance je trouvais une grande amélioration; après la deuxième, huit jours après, je me suis trouvé complétement guéri.

En foi de quoi je signe le présent certificat.

Marseille, le 16 mars 1872.

Signé : Jules JENIN.

V

Je, soussigné, Joseph-François Laurent, demeurant boulevard Gazzino, 24, à Marseille, certifie que mon fils Emile, âgé de treize ans, était atteint depuis un an de la danse de Saint-Guy (chorée), qui s'était déclarée sans cause apparente. A l'époque où M. Strong a commencé à traiter mon fils, il y avait un mois que la maladie s'était aggravée au point que l'enfant était privé de la parole et ne pouvait plus marcher ni se tenir debout.

A la première séance mon enfant put marcher assez facilement pour faire le tour de la chambre et, après quelques séances, la troisième ou la quatrième, il a pu marcher jusque chez M. Strong, à la villa Brion, qui était à plus de deux kilomètres de notre maison.

L'enfant continua à se porter de mieux en mieux et a été guéri complétement.

Aujourd'hui, après dix-huit mois, la maladie n'est plus revenue.

En foi de quoi je signe le présent certificat, pour Monsieur Daniel Strong, docteur américain.

Marseille, le 15 juillet 1875.

Signé : LAURENT.

VI

Je, soussigné, déclare avoir été guéri par M. Daniel Strong d'une affection nerveuse se traduisant tantôt par des névralgies cervicales, tantôt par de la gastralgie avec vomissements et un très-grand affaiblissement de la vue.

Je souffrais de cette affection nerveuse depuis cinq ans et cet état avait été déclaré incurable par plusieurs de nos meilleurs médecins.

Depuis plus d'une année je ne souffre plus, et il m'a suffi, pour obtenir cet heureux résultat, d'assister pendant cinq semaines aux séances de M. Strong, en tout seize séances.

Marseille, le 25 septembre 1875.

Signé : Thérèse DAURIAC,
Boulevard de la Madeleine, 200, à Marseille.

VII

Je, soussigné, Salvaty, Christine, rue Nicoli, 9, à Marseille, certifie que ma fille Clara, âgée de onze ans, était depuis l'âge de treize mois privée de la vue de l'œil gauche.

Je certifie que ma fille a parfaitement recouvré la vue après la septième séance de M. Strong.

En foi de quoi je signe le présent certificat.

Marseille, le 11 mars 1873.

Signé : SALVATY, Christine.

VIII

Je déclare avoir été atteint d'un rhumastisme général qui m'a même tenu pendant quatorze mois au lit sans pouvoir remuer ni les membres ni la tête. Des médecins de plusieurs villes, qui m'ont soigné, disaient que ma maladie était chronique.

N'ayant plus d'espoir de guérir, je me fis conduire en voiture chez M. Daniel Strong. A la première séance de M. Strong, je me suis senti soulagé, et d'un soulagement si grand, que j'ai pu retourner chez moi à pied, sans béquilles ni bâton, et après plusieurs séances j'étais guéri.

Je ne puis assez remercier M. Daniel Strong et bénir la Providence qui m'a fait connaître un homme qui m'a délivré de toutes les souffrances que j'éprouvais et en si peu de jours.

Je ne pourrai jamais faire assez d'éloges d'un homme qui se voue avec un désintéressement si grand à secourir ses semblables.

Aujourd'hui, après plus de deux années, je me sens parfaitement bien.

Marseille, le 24 janvier 1875.

J. Olika,
Rue Maderin, 29.

IX

Je, soussigné, Grangé Joseph, marchand de bois et de charbons, boulevard Baille, 52, Marseille, déclare ce qui suit :

Je souffrais depuis sept ans de douleurs sciatiques très aiguës. J'avais déjà vu plusieurs médecins sans résultats.

Admis chez M. Daniel Strong, et traité par lui, je me trouvai guéri de mes douleurs dès la première séance magnétique.

En foi de quoi je signe la présente attestation.

Marseille, le 13 mars 1872.

Signé : Grangé, Joseph.

X

Jean-Pierre Meynadier, soussigné, âgé de 64 ans, domicilié à Toulouse (Haute-Garonne), en face de l'église de la Dalbade, demeurant actuellement chez sa fille, Madame Dambius, boulevard Gazzino, nº 31, à Marseille, déclare qu'il était courbé, complétement aveugle et paralysé du côté gauche du corps, depuis l'année 1870, et qu'il était atteint d'étourdissements d'une nature épileptique qui le faisaient si souvent tomber qu'il n'osait pas sortir seul et était obligé de se faire conduire dès l'année 1850.

Il déclare aussi avoir recouvré la vue comme avant sa

maladie, et avoir été guéri radicalement de la paralysie du côté gauche, du bras et de la jambe, et que les étourdissements dont il était affligé depuis 20 ans ont complétement disparu dès qu'il eut assisté à douze séances chez M. Daniel Strong, en tout un mois de traitement.

En foi de quoi il signe la présente attestation.

Fait à Marseille, le 2 mars 1873.

Signé : MEYNADIER.

XI

Je, soussigné, Jean-Baptiste Varaugod, capitaine marin, demeurant place Castellane, 11, à Marseille, déclare que j'étais atteint d'une paralysie partielle qui me privait de la parole, que je ne pouvais prendre aucune espèce de nourriture, et que j'ai été guéri par M. Daniel Strong.

Dès la première séance j'ai recouvré l'usage de la parole, et je pouvais manger sans effort ni douleur.

En foi de quoi je délivre le présent certificat comme témoignage de reconnaissance et pour la manifestation de la vérité.

Fait à Marseille, le 4 avril 1872.

Signé : VARAUGOD.

On peut s'informer de la présente attestation chez M. Barthélemy, à sa maison de campagne, chemin de ceinture, près le vallon de l'Oriol, à Marseille.

XII

Je certifie que ma femme, Rose Bose, était atteinte depuis plus de deux ans d'une paralysie des mâchoires et de la langue. Elle pouvait à peine se faire comprendre et on ne pouvait lui introduire dans la bouche, que par l'endroit où une dent lui manquait, les aliments nécessaires pour l'empêcher de mourir de faim.

C'est dans cet état désespéré qu'elle s'est adressée à M. Daniel Strong, docteur américain, et elle a été complétement guérie après quelques séances qu'il lui a données.

En foi de quoi je signe pour elle la présente attestation.

Signé : Mathieu.

Pelissance (Bouches-du-Rhône), le 16 janvier 1874.

La signature est légalisée par J.-B. Esmenard, le maire de la commune.

XIII

Ma fille Amanda Mela, âgée de deux ans, était atteinte depuis huit mois du carreau, prise de vomissements et de dyssenterie continuels, qui l'avaient réduite à un état d'amaigrissement si complet, qu'elle ne ressemblait plus qu'à un cadavre vivant. Elle était abandonnée de mon médecin, qui l'avait soignée dès le commencement de sa maladie, et qui m'affirmait sans crainte qu'il n'y avait plus aucun espoir de la sauver.

Chaque jour nous nous attendions à voir mourir notre enfant, lorsqu'on nous parla de M. Daniel Strong, docteur américain, chez lequel nous avons porté la petite, non avec la croyance que nous pourrions la sauver, mais plutôt pour n'avoir pas à nous reprocher de n'avoir pas employé tout ce qui était humainement possible pour sa guérison.

Comme notre amour envers le magnétisme qui a sauvé notre enfant est aussi grand que notre amour pour elle, nous attestons que dès la première fois qu'elle fut touchée par M. le docteur Strong, les vomissements et la dyssenterie se sont arrêtés, et que M. Strong l'a rétablie après un traitement qui a duré pendant les trois mois de sa convalescence, dans un état de santé aussi parfait que si elle n'avait jamais rien souffert.

Marseille, le 1er mai 1872. Signé : Claudine Mela.

Etienne Mela, maître maçon, demeurant au plateau du vallon de l'Oriol : Martin, gendarme en retraite; Pierre Olive ; M. Rougier, etc.

XIV

Marseille, le 15 août 1873.

Je, soussigné, Manzini, François, tailleur de pierres, demeurant rue Vincent, 9, à Marseille, certifie ce qui suit :

J'étais atteint depuis deux mois d'une tumeur scrofuleuse qui me faisait horriblement souffrir. Après avoir consulté plusieurs médecins, qui ne voyaient un terme à mes souffrances que dans l'opération du bras gauche, fou de douleur et de désespoir, je suis allé voir M. Strong, dont j'avais entendu vanter les nombreuses guérisons qu'il avait faites dans la ville de Marseille.

Je fus le consulter, et après trois séances je fus complétement débarrassé des douleurs atroces, et j'ai pu dès lors manger et dormir comme avant, car les douleurs et la fièvre avaient disparu comme par enchantement. Ma guérison a marché avec une rapidité prodigieuse, et grâce à M. Strong, j'ai pu, après un mois de son traitement, être libre de mon bras et reprendre mon travail comme auparavant.

En foi de quoi je signe la présente attestation pour servir de preuve de l'efficacité de son traitement.

Signé : Mazini, François.

XV

Je, soussigné, Etienne Couret, demeurant rue Clapier, 9, à Marseille, certifie ce qui suit :

J'éprouvais depuis dix-huit mois une grande faiblesse et des vives douleurs dans la jambe droite, suite naturelle d'une blessure d'un fusil chassepot, que j'avais reçue à la cuisse pendant la guerre. Il y avait eu fracture, et une supuration permanente caractérisait encore l'affection.

Dans cet état je ne pouvais marcher sans béquille, et je me suis fait conduire chez M. Daniel Strong pour essayer son traitement.

Dès la première séance, la faiblesse disparut au point

que j'ai pu marcher en sortant de chez lui, sans béquille, ce qui ne m'était pas arrivé depuis l'instant de ma blessure, et je pouvais même frapper fortement contre le sol avec mon talon ; j'ai pu faire immédiatement un bon chemin à pied.

Signé : Et. COURET.

XVI

Je, soussigné, Madame Eugénie Michel, demeurant à la Cité, à la Ciotat (Bouches-du-Rhône), certifie que j'étais atteinte depuis deux ans de convulsions spasmodiques dont les crises étaient, selon l'avis des médecins, de véritables attaques épileptiques.

J'avais des crises très-violentes tous les jours ; tombant dans des convulsions affreuses, écumant de la bouche, je perdais complétement connaissance, et restais très-souvent pendant plusieurs heures de suite comme morte, ce que peuvent attester bien des personnes.

Dans l'espace d'un mois, M. Daniel Strong, docteur-médecin, m'a complétement guérie de mes crises, et je certifie qu'il y a actuellement plus d'une année que je n'ai rien ressenti de ma maladie.

Marseille, le 23 juillet 1875.

Signé : Eugénie MICHEL.

XVII

Madame Madeleine Alery, soussignée, demeurant derrière l'église d'Endoume, nº 13, déclare que sa fille Annette, âgée de 11 ans, avait depuis sept mois les muscles de la jambe droite complétement retirés, au point que le talon se trouvait presqu'à la hauteur de la cuisse.

Elle certifie aussi que, traitée par M. le docteur Strong, la jambe de sa petite s'est allongée si bien qu'à la quatrième séance elle pouvait poser le bout du pied à terre, à la huitième elle pouvait marcher sur le talon, et maintenant elle marche aussi bien que si elle n'avait jamais rien eu.

En foi de quoi elle délivre le présent certificat pour attester la vérité. Signé : Madeleine ALERY.

XVIII

Mademoiselle Louise Bernard, soussignée, demeurant à Montredon, banlieue de Marseille, déclare qu'elle était atteinte depuis huit mois d'une gastrite des plus intenses, et qu'on désespérait de sa guérison, lorsqu'on l'a amenée chez M. Daniel Strong, docteur, tant elle se trouvait affaiblie par la maladie.

Elle déclare qu'elle a été complétement guérie après quatre séances et un traitement qui avait duré deux mois.

Marseille, le 1er juillet 1873.

Signé : Louise BERNARD.

XIX

Mlle Marie Simonin, rue Lise, 22, à St-Victor (à Marseille), déclare qu'elle était atteinte d'une maladie de cœur depuis quatre ans, dont les symptômes étaient une violente douleur au cœur accompagnée de fortes palpitations continuelles, surtout lorsqu'elle éprouvait la moindre émotion.

Je déclare aussi que ces symptômes ont entièrement disparu à la suite de trois séances de M. Strong, médecin.

En foi de quoi je signe la présente attestation, une année après son traitement.

Marseille, le 14 mars 1873.

Signé : Marie SIMONIN.

XX

Je soussigné Benjamin Marin, demeurant grande rue Marengo, no 71, à Marseille, déclare que depuis *trente* ns j'étais atteint d'un asthme nerveux. Dans l e courant de l'année dernière, la maladie avait augmenté au point que j'avais deux crises par semaine. A ce moment, je me suis décidé à aller voir M. Daniel Strong, médecin, et je déclare que par son traitement j'ai été guéri de cet asthme au bout de huit visites chez lui.

En foi de quoi je délivre le présent certificat.

Marseille, le 3 mars 1873.

Signé : Benjamin MARIN.

XXI

Je certifie avoir été atteint d'une maladie nerveuse survenue à la suite de fatigues.

Cette maladie affectait principalement la tête, et par suite de mes souffrances j'étais devenu d'une faiblesse extrême, et maintes fois je ne pouvais plus sortir de chez moi.

Il me semblait que je ne pouvais plus reprendre, et j'ai quitté mon travail le 20 février 1873.

Alors je commençais le traitement d'un médecin, que j'ai suivi pendant cinq mois sans résultat, et j'ai fini par me décourager.

J'étais très-gravement malade quand je suis allé voir M. Daniel Strong, à Marseille, et je déclare qu'après onze séances de lui je me suis trouvé guéri au point que j'ai parfaitement repris mon travail de maçon que je ne croyais pas reprendre de sitôt.

Fait à Sausset (Bouches-du-Rhône), le 3 octobre 1873.

Signé : TOMASSIN Louis.

Signature légalisée par le maire de la commune.

LAURENT.

XXII

Je, soussignée, Marie Silvy, demeurant boulevard du Pharo, 10, à Marseille, certifie que j'étais atteinte d'une *hydropisie* qui s'était déclarée à la suite d'une forte révolution de sang.

J'étais devenue si grosse, que je pouvais à peine marcher et ne pouvais plus m'asseoir qu'avec une très-grande difficulté.

Je certifie qu'après avoir suivi le traitement de M. le docteur Strong pendant huit jours, je commençais à uriner avec abondance, et qu'après six semaines de traitement environ j'étais complétement rétablie.

Il y a actuellement trois ans que M. Strong m'a guérie et je suis toujours en bonne santé.

En foi de remercîment de ma guérison je signe la présente attestation.

Marseille, le 15 juillet 1875.

Signé : Marie SILVY.

XXIII

Je, soussigné, Charoy, François-Hippolyte, coutelier, domicilié à Aubagne (Bouches-du-Rhône), déclare que mon fils, Henry Charoy, âgé de huit ans, était devenu complétement sourd depuis plus de deux ans.

Je certifie que cette surdité a disparu après avoir assisté à plusieurs séances de M. Daniel Strong.

En foi de quoi je signe la présente attestation avec reconnaissance.

Fait à Aubagne, le 25 septembre 1875.

Signé : François-Hippolyte CHAROY.
Justien ROBIN, un des parents.

XXIV

Depuis cinq mois mon fils, âgé de 9 ans, souffrait d'un mal à la jambe qui l'obligeait de garder le lit. Soigné par un médecin pendant ce temps sans obtenir de résultat, j'ai demandé et je fis faire une consulte de deux chirurgiens qui, après avoir examiné l'enfant, déclaraient qu'il avait une coxalgie et ordonnaient de le mettre dans une gouttière qui l'aurait obligé de se tenir immobile des pieds jusqu'à la tête, et sans encore *m'assurer de sa guérison*, ils prévoyaient qu'on aurait eu besoin de le tenir dans cet état pendant cinq ou six mois.

L'enfant, d'un tempérament très-vif, n'aurait pu se soumettre à un tel régime, surtout que je le voyais dépérir de plus en plus, car il restait même entièrement couché.

Un de mes amis eut la bonne idée de m'adresser à M. Daniel Strong, qui, dès le commencement, m'assura la guérison de l'enfant.

Confiant en ses capacités, le traitement fut commencé, et, en effet, je m'aperçus dès les quatre premières séances d'une amélioration très-sensible, car déjà il commençait à marcher sans avoir besoin de se soutenir. Deux mois suffirent pour le guérir entièrement.

Je certifie la vérité dans ce que j'expose avec le plus grand plaisir, et je me déclare infiniment reconnaissant à M. Daniel Strong, médecin.

Marseille, le 23 juillet 1874.

Signé : M. Cavallin, négociant,
rue de la République, 36.

XXV

Je, soussigné, Blanc, Marie, née Flotte, demeurant en cette ville, quai du Canal, 22, certifie qu'étant atteinte d'une maladie de sang, suite d'une violente émotion, qui m'avait enlevé depuis trois ans l'usage des mains et des pieds, j'ai subi sans résultats plusieurs traitements.

Traitée par M. Daniel Strong, médecin, j'ai obtenu les résultats suivants :

Depuis un an je ne pouvais pas même appuyer le talon du pied gauche par terre, et soutenue même de deux personnes je marchais avec une grande difficulté.

Dès la cinquième séance je commençais à marcher, et cette amélioration ayant continué, j'ai été guérie.

En foi de quoi je signe, une année après, le présent certificat.

Fait à Marseille, le 13 mars 1873.

Signé : Marie Blanc.

XXVI

Je, soussigné, Jean-Pierre, demeurant rue Ferrats, 19, à Marseille, déclare que ma femme Catherine Icard était atteinte depuis sept ans d'un ulcère très-grave au nez et que sa maladie avait résisté à tous les traitements suivis jusqu'à celui qu'elle entreprit chez M. Daniel Strong, et qui était efficace, car après quelques séances l'ulcère a disparu entièrement, et aujourd'hui, après une année d'attente, sa maladie, qui était réputée inguérissable, n'est plus revenue. Signé : Icard, Pierre.

XXVII

Marseille, le 19 septembre 1873.

Je certifie, Fasselague, Michel, demeurant boulevard Allemand, 63, à Marseille, que M. le docteur Strong a radicalement guéri mon fils, âgé de quatre ans, atteint d'une dyssenterie continuelle depuis l'âge de dix mois.

Je dirai même qu'à la seconde visite chez M. Strong, le mieux a commencé à se déclarer. Signé : Fasselague.

XXVIII

Marseille, le 15 mars 1875.

Je, soussignée, Mme Chaslerie, Virginie, demeurant à Marseille, rue Flora, no 3, vous adresse très-humblement ces quelques remercîments partant d'un cœur sincère. Je veux vous annoncer le soulagement que vous m'avez donné, c'est-à-dire la guérison de mes douleurs névralgiques que j'avais dans la tête. A l'époque ou je suis allée vous voir je voyais de jour en jour ma vue s'affaiblir aussi, et vous devez concevoir combien ma situation était devenue critique ; mais après quelques jours de votre traitement je sentais le calme revenir, et quoique vous m'ayez promis de me guérir dans quinze jours, il ne m'en a fallu que dix.

Je puis vous assurer, Monsieur le docteur, que la plus grande reconnaissance règne dans mon cœur, et je pense que vous voudrez bien en recevoir l'expression.

C'est dans cette espérance que je suis votre dévouée servante. CHLASERIE, Virginie.

XXIX

Je, soussignée, Mme Gay, demeurant boulevard Tricon, 3, à Marseille, certifie en mon âme et conscience que j'étais atteinte d'une maladie de poitrine qui s'était empirée en dernier lieu, au point que je crachais continuellement le pus mêlé à du sang, en somme tel qu'on expectore en cette terrible maladie.

J'étais réduite à une faiblesse extrême telle que les médecins déclaraient à mes parents que ma maladie était arrivée à un degré où elle n'était plus guérissable, que j'avais une véritable phthisie pulmonaire.

Je certifie qu'on n'espérait plus ma guérison, lorsque nous nous sommes adressés à M. Daniel Strong, docteur américain, qui, après m'avoir auscultée, pensait pouvoir me soulager.

En effet, sous l'influence de son traitement, les crachats diminuèrent immédiatement et changèrent de nature ; les forces me revinrent, et enfin, après un mois de traitement je me sentais moi-même hors de tout danger.

Ma santé s'est tout à fait rétablie, aussi bien qu'avant ma maladie, je puis même dire aujourd'hui, après près de cinq ans que j'ai suivi le traitement de M. Strong.

En foi de quoi je déclare la présente attestation.

Marseille, le 1er juillet 1875. Signé : Mme GAY.

XXX

Je, soussigné, Jacob, Gaspard, demeurant rue d'Iéna, nº 8, déclare que mon petit garçon, âgé de cinq ans, n'avait pas l'usage de ses jambes. Depuis l'âge d'un an il n'avait jamais pu se tenir debout.

Dès qu'il a été traité par M. Strong Daniel, médecin américain, non-seulement il se tient droit, mais il marche depuis avec facilité, et c'est pour attester l'exacte vérité que je signe le présent certificat.

Signé : JACOB, Gaspard.

XXXI

A M. Daniel Strong, docteur à Marseille, rue Cherchell, 3.

Je, soussignée, déclare que M. Daniel Strong a opéré la guérison complète, dans l'espace de deux mois, d'une jeune fille dont j'ai le soin, âgée de 13 ans, nommée Anastasie Signoret, atteinte depuis deux ans et demi d'une dyssenterie chronique avec flux de sang très-abondant, et elle avait même le corps très-enflé.

Grâce aux soins de M. Strong, dont nous pouvons publier hautement le mérite, cette jeune fille est actuellement en bonne santé ; en foi de quoi je signe le présent certificat.

Signé : Catherine-Euphrasine Dupanloup, épouse Reschier, rue Nau, 59, à Marseille, le 23 avril 1875.

XXXII

Je déclare que M. Daniel Strong a traité un de mes enfants, âgé de cinq ans et demi, pour une maladie que plusieurs médecins avait entreprise inutilement. M. Strong me promit que dans un mois il pourrait guérir l'enfant. Ce qui a eu lieu, et en ce moment mon enfant est en bonne santé. Je ne puis que remercier ce docteur, qui a su, par son talent, rétablir mon enfant entièrement, et je lui en suis très-reconnaissant.

Marseille, le 17 septembre 1875.

Signé : Ernest Dutertre, rue de la Colline, 18.

XXXIII

Je certifie que M. Daniel Strong, médecin, a soigné ma fille Nathalie Peyron, d'une paralysie *complète* des jambes qui lui était survenue à la suite des fièvres typhoïdes. Il a obtenu l'heureux résultat de lui rendre l'usage de ses membres, et je ne puis que le remercier sincèrement de ses peines et de ses soins.

Marseille, le 4 février 1874.

Signé : Peyron, ancien capitaine marin,
boulevard de la Madeleine, 155.

XXXIV

La soussignée, Marie Astruc, demeurant à Marseille, rue Bluc, 50, a l'honneur de certifier a qui il appartiendra, avoir été atteinte d'une paralysie du bras droit. Elle avait aussi des glandes à l'aisselle, au cou, ainsi que le long du bras. Cette maladie durait depuis cinq ans et avait résisté à tous les traitements.

M. Strong, docteur américain, l'a guérie entièrement après un traitement de trois mois.

De plus, elle certifie que dernièrement elle éprouvait des vomissements tous les soirs pendant une heure environ, que M. Daniel Strong a également fait disparaître après trois séances chez lui.

Le présent certificat a été donné pour constater la vérité de ce qui précède et servir au besoin.

Marseille, le 17 mars 1874.

Signé : Pour ma mère, ASTRUC fils.

XXXV

Je, soussignée, Mme Marie Féréol, demeurant rue Saint-Jean-Baptiste, 10, quartier de Saint-Mourou, à Marseille, certifie que j'étais atteinte depuis sept ans de douleurs atroces à la tête, et qu'à l'époque où je me suis adressée à M. Daniel Strong, médecin, il y avait cinq mois que mes douleurs étaient continuelles nuit et jour, me privant la plupart du temps même de mon sommeil.

Dès la quatrième séance de M. Strong, j'ai éprouvé un soulagement notable, et me trouve, après un mois de traitement, complétement débarrassée de mes souffrances.

En foi de quoi je signe la présente attestation.

Marseille, le 18 avril 1875.

Signé : Marie FERRÉOL.

XXXVI

Je, soussigné, déclare avoir été malade du 21 octobre 1873 au 1er juin 1874. J'étais atteint d'abord d'une pleurésie aiguë, par suite d'une bronchite chronique, et je certifie me trouver aujourd'hui complétement rétabli par les soins de M. Daniel Strong.

Fait à Marseille, le 1er juillet 1874.

Signé : A. SCANIGLIA, employé au bureau des Manufactures de Tabac, rue Allard, 8, à Marseille.

XXXVII

A Monsieur Daniel STRONG.

Le soussigné Hugoz, Pierre, négociant, place d'Aix, 29, à Marseille, se fait un plaisir de venir vous témoigner toute sa reconnaissance et vous remercie des bons soins que vous avez bien voulu lui donner. En même temps il se fait un devoir de vous délivrer le présent certificat pour attester que depuis plus de cinq ans il souffrait des jambes et de tout son corps par suite d'une maladie qui avait résisté à tous les traitements.

Il déclare que dès que vous avez entrepris son traitement, il ressentait de jour en jour un grand soulagement, et qu'en peu de temps sa santé est devenue comme elle n'avait plus été depuis des années.

En foi de quoi il vous délivre le présent certificat pour servir au besoin.

Marseille, le 10 avril 1875. Signé : Pierre HUGOZ.

XXXVIII

Je soussigné déclare que le docteur Strong a traité mon fils, âgé de huit ans, atteint d'une maladie dans les reins et dans les jambes, qui l'obligeait de se servir de béquilles. Depuis deux mois de traitement j'ai eu le bonheur de lui voir cesser ses douleurs des reins, et il marche sans le secours des crosses. Ayant appris avec le plus profond chagrin le prochain départ du docteur, je m'empresse de lui délivrer le présent certificat comme marque de ma vive reconnaissance.

St-Sust, le 15 octobre 1875.

Joseph BOURELLY, charcutier à St-Just, banlieue de Marseille.

XXXIX

Je déclare que ma petite Caroline Sanguinetti, âgée de dix ans, était atteinte d'une maladie des yeux très-grave. Elle ne voyait presque plus. Elle a été guérie par M. Daniel Strong dans quelques séances ; en foi de quoi je signe le présent pour attester la guérison de mon enfant.

Sa mère, Marie SANGUINETTI, rue de Crimée, 1, à Marseille, le 1er juin 1875.

XL

Je, soussignée, Marie Authier, déclare que j'étais atteinte depuis dix ans d'un tic nerveux au côté droit du visage, et que plusieurs traitements étaient restés sans résultat.

Je déclare que M. Daniel Strong, médecin, m'a guérie de cette affection.

Marseille, le 19 mars 1873.

Marie AUTHIER, boulevard Barbier, 20, à Marseille.

XLI

Je, soussignée, demeurant rue Terrasse, 80, déclare que j'étais atteinte depuis cinq ans d'une douleur continuelle à l'articulation de l'épaule droite et que le bras était devenu partiellement paralysé.

Je certifie que M. Daniel Strong m'a rendu l'usage complet de mon bras et a fait disparaître la douleur.

Marseille, le 19 mars 1873.

Signé : Marie GAUTHIER.

XLII

Je, soussigné, déclare que mon épouse Catherine Gantés, née Teisserre, fut prise à la suite d'un accouchement laborieux de terribles convulsions (éclampsie puerpérale), qui d'après le médecin qui la soignait, mettait ses jours en grand danger. On fit appeler un autre docteur qui déclara également que la vie de la malade était dans le plus grand danger et qu'il était impossible de la sauver.

C'est dans cet état désespéré qu'on envoya porter de

l'eau et du linge au Roucas-Blanc, chez M. le docteur Strong. Il y avait un très-grand nombre de malades ; mais à la prière de la malade, le docteur Strong prit l'eau et le linge, et les tenant entre les mains, dit : La malade aura encore deux crises convulsives, et elle sera tout à fait guérie.

Effectivement, aussitôt que le linge fut appliqué sur elle, elle n'eut plus que deux convulsions moins fortes que les précédentes. Un sommeil bienfaisant s'empara d'elle, et elle certifiait dans son sommeil voir une personne qui lui imposait les mains sur elle en lui disant qu'elle serait guérie. La description qu'elle donna de cette personne était en tout point identique à M. le docteur Strong qu'elle n'avait jamais vu, et dans l'état où elle venait de se trouver il est évident qu'elle n'avait pas été informée des démarches que nous avions faites auprès du docteur, auquel ma femme et ma famille reconnaissantes donnent de grand cœur la présente attestation.

Marseille, le 10 mars 1872.

Signés : Z. Gantès, demeurant au vallon de l'Oriol, à Marseille ; Joseph Teisserre, frère de la malade, et Joseph Martin, oncle, marchand de comestibles au vallon de l'Oriol.

XLIII

Je déclare par la présente que M. Daniel Strong, docteur-médecin, a traité ma sœur, S. A. la princesse Marie de Warenzow, ainsi qu'un de mes neveux, M. le gentilhomme de la Chambre, Nicolas Stalixerie, par le magnétisme, et qu'à ma connaissance d'autres personnes ont été guéries par lui par le magnétisme, sans d'autres remèdes.

Marseille, le 2 février 1874.

Le consul général : Prince Troubetskoï.

XLIV

Marseille, le 1er janvier 1875.

Le soussigné Bellati, demeurant rue d'Isly, 27, à Marseille, vous expose très-humblement sa reconnaissance pour les bienfaits que vous lui avez prodigués.

Je veux parler de la guérison de mes *varices*, maladie à jamais terrible et incurable, selon moi et Messieurs les médecins qui m'ont traité, et par conséquent je ne voulais pas laisser passer cette année mémorable pour moi, car il y avait déjà longtemps que je ne pouvais plus travailler, sans vous exprimer mes remercîments. Oui, j'aurais dû vous les exprimer plus tôt, aussi je m'en confesse très-humblement, mais je voulais profiter du premier jour de l'an pour vous exprimer ma reconnaissance, car si je ne puis vous donner quelque chose de matériel je veux au moins vous l'offrir spirituellement en vous souhaitant, ainsi qu'à votre famille, une bonne et heureuse année accompagnée des bénédictions du Tout-Puissant.

Si vous pouviez, Monsieur, comprendre toute la joie que je ressens depuis ma guérison, vous diriez que c'est avec raison que je vous nomme le sauveur de ma famille.

Dans l'espérance que mes vœux soient exaucés, daignez, Monsieur, agréer les profonds respects de votre humble serviteur. BELLATI, chauffeur-mécanicien.

XLV

Je, soussigné, certifie que M. Daniel Strong m'a guéri d'une douleur à l'épaule droite dont je souffrais depuis huit ans, et à la suite de laquelle mon bras qui était paralysé a été également guéri. En foi de quoi je délivre le présent certificat. Signé : GIROUSSE.

Marseille, le 21 septembre 1874.

Signature légalisée par le commissaire de police.

XLVII

Je certifie que M. Daniel Strong, docteur américain, a guéri mon enfant âgée de 3 ans, atteinte de convulsions et de fièvre typhoïde, et qu'elle était à la *dernière extrémité*, de l'aveu du médecin même qui l'avait soignée, lorsque j'ai eu recours à M. Strong, qui a opéré sur elle à distance au moment décisif de la maladie.

Roucas-Blanc, Marseille, le 1er mars 1872.

Signé : ARONIN, gardien de la batterie du Roucas-Blanc.

XLVIII

Je, soussignée, dame Vial, Nathalie (Bonneveine Baulieu, de Marseille), atteinte d'une maladie nerveuse, d'attaques de nerfs, me trouvait dans un état de prostration continuelle qui datait de 11 mois, et j'avais consulté plusieurs médecins inutilement.

Ayant ouï parler de M. Daniel Strong, je me présentais chez lui.

Soumise au traitement de M. Strong, ma maladie disparut complétement après 15 jours de traitement suivi à distance. Signé : VIAL, Nathalie.

Marseille, le 1er octobre 1873.

XLIX

Je, soussignée, Claire Tolosan, demeurant boulevard Dahada, 17, à Marseille, déclare ce qui suit :

J'étais atteinte d'une paralysie générale et alitée depuis trois mois, suite d'une violente émotion.

Je déclare que j'étais traitée à distance par l'eau qu'on m'apportait de chez M. Strong. J'en ai ressenti une amélioration immédiate et j'ai pu me lever après huit jours d'un tel traitement.

Admise alors aux séances directes chez M. Daniel Strong, je certifie avoir été guérie dans l'espace d'un mois environ.

En foi de quoi je signe la présente attestation.

Signé : TOLOSAN, pour mon épouse Claire TOLOSAN.

Marseille, le 12 mars 1872.

L

La soussignée, Augustine Verlaque, déclare ce qui suit :

Je souffrais depuis six mois d'une douleur très-aiguë au côté gauche. Mes jambes étaient enflées et j'éprouvais un grand malaise général.

Ayant été admise aux séances de M. Daniel Strong, j'ai assisté à plusieurs.

Dès la première, j'éprouvais une amélioration sensible, et dès la sixième je fus complétement guérie.

Pour attester cette vérité, je signe le présent.

Augustine VERLAQUE, vallon de l'Oriol, Marseille.

Marseille, le 12 juin 1873.

REMARQUE

Il faut tenir compte que les certificats qui précèdent, ont été choisis parmi les plus remarquables de nos attestations de guérisons, afin de mieux constater l'efficacité du magnétisme spirituel, et quoique étant d'une scrupuleuse exactitude, il ne s'en suit pas que tous ceux qui voudraient nous consulter obtiennent des résultats aussi grands et aussi rapides, attendu que la marche d'une guérison peut dépendre de bien des causes et principalement de la constitution du malade, ainsi qu'on peut le remarquer en consultant le certificat I, où il est question d'une jeune fille muette depuis cinq ans et dont la guérison ne s'est opérée qu'après une année de notre traitement, en ce qu'il a fallu rétablir l'équilibre dans tout le système de cette malade, tandis que, dans deux autres cas de mutisme, certificats II et XI, la parole a été recouvrée à la première séance dans l'un et à la cinquième séance dans l'autre.

9364 — Imp. Ve Chanoine, Lyon.

IMPRIMERIE Ve CHANOINE, PLACE DE LA CHARITÉ, 10.

www.ingramcontent.com/pod-product-compliance
Ingram Content Group UK Ltd.
Pitfield, Milton Keynes, MK11 3LW, UK
UKHW020446180726
13839UKWH00004B/1647